W0175051

VAK CONCEPT

Mary Louise Muller

Selbsthilfeübungen zur kranialen Integration

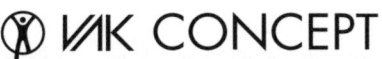 VAK CONCEPT

VAK Verlags GmbH
Kirchzarten bei Freiburg

Titel der amerikanischen Originalausgabe:
You Have A Fine Head On Your Shoulders. Self Help for Cranial Integration
© Mary Louise Muller (M.Ed., LMT, RPP), 1992
Erschienen bei: Pacific Distributing, Murrieta/CA

Die Deutsche Bibliothek – CIP-Einheitsaufnahme

Muller, Mary Louise:
Selbsthilfeübungen zur kranialen Integration / Mary Louise
Muller. [Übers.: Karin Paul]. – 2., überarb. Aufl. – Kirchzarten bei Freiburg :
VAK Verlags GmbH, 1998
(VAK concept)
Einheitssacht.: You have a fine head on your shoulders <dt.>
ISBN 3-924077-76-2

3., überarbeitete Auflage: 1999
© VAK Verlags GmbH, Kirchzarten bei Freiburg, 1996
Übersetzung: Karin Paul
Lektorat: Imke Ehlers, Judith Flamm
Umschlag: Hugo Waschkowski
Illustrationen: Mark Allison, Christopher Muller, Mary Louise Muller und wie gekennzeichnet
Satz und Layout: Norbert Alvermann
Druck und Herstellung: Clausen & Bosse, Leck
Printed in Germany
ISBN 3-924077-76-2

Inhalt

Vorbemerkung des Verlags

Dieses Buch informiert über Selbsthilfeübungen zur Gesundheits-
vorsorge, zur Unterstützung von Körperfunktionen und zur Ver-
besserung des Wohlbefindens. Wer sie anwendet, tut dies in eige-
ner Verantwortung. Die Autorin und der Verlag beabsichtigen
nicht, Diagnosen zu stellen oder Therapieempfehlungen zu geben.
Die hier beschriebenen Übungen sind nicht als Ersatz für profes-
sionelle medizinische Behandlung bei gesundheitlichen Problemen
zu verstehen.
Grundsätzlich sollten alle diese Übungen behutsam angewendet
werden. Falls sie in irgendeiner Form Unbehagen auslösen, sollte
man mit der Übung aussetzen und fachlichen Rat einholen.

Danksagung

Mein Dank gebührt: John Upledger, Dick MacDonald, Frank Lowen, Jean Pierre Barral, John Barnes, Paul und Gail Dennison, Bruce und Joan Dewe, John Thie, Gordon Stokes, Frank Mahony, Franklyn Sills, Randolph Stone, den Lehrenden des Polarity-Instituts, meinen Schülern und Schülerinnen, meinen Kollegen und meinen Freunden.

Mein besonderer Dank gilt meinem Mann Christopher, ohne dessen Liebe und Unterstützung dieses Buch nicht entstanden wäre.

Über allem steht der Dank an die kreative und heilende Kraft in uns.

Vorwort

Als ich im Jahre 1991 an der Konferenz der *Educational Kinesiology Foundation* teilnahm, wurde ich inspiriert, ein Buch zu schreiben. Es sollte den Menschen Angebote zur Selbsthilfe machen, mit denen die kraniosakrale Funktion gesteigert werden könnte. Die Steigerung dieser Funktion hat bereits das Leben vieler Menschen verändert.

Dieses Buch beginnt mit einer einfachen Einführung in das kraniosakrale System und in die Vorteile eines gesunden Funktionierens dieses Systems.

Darauf folgt ein praktischer Teil mit Übungen zur Selbsthilfe. Diese einfachen und doch wirkungsvollen Techniken entstammen der Kraniosakral-Therapie, der Polarity-Therapie und der Kinesiologie. Die Übungen werden vorgestellt, um Lernenden und Lehrenden, Familien und Einzelpersonen die Möglichkeit zu geben, ihre Gesundheit und ihre Lernfähigkeiten zu verbessern.

Unser Körper hat die erstaunliche Fähigkeit, sich selbst ins Gleichgewicht zu bringen und zu heilen. Die einfachen Übungen, die hier beschrieben werden, sollen helfen, diesen körperlichen Teil unseres Wesens zu energetisieren und zu mobilisieren. Wenden Sie sie liebevoll und sanft an, denn das ist das Wesentliche bei der kraniosakralen Berührung.

Bitte beachten Sie, daß Sie, sobald Sie auf diese Weise zu arbeiten beginnen, vielleicht Dinge entdecken, an denen Sie nicht allein arbeiten können. Es gibt viele ausgebildete Fachkräfte, die Ihnen helfen können.

Ich danke meinen Lehrern der Kinesiologie, Kraniosakral-Therapie und Polarity-Therapie. Sie haben mich auf eine Weise berührt, die mich verändert hat. Ich hoffe, mit diesem Buch diese liebevolle und verwandelnde Berührung an viele andere weitergeben zu können. Dieses Buch ist der Kraft in uns gewidmet, die weiß, wie unser Körper-Geist-Wesen reguliert und geheilt werden kann. Mögen wir alle den „wunderbaren Kopf auf unseren Schultern" wertschätzen und entsprechend gebrauchen.

1 Grundlagen

Vor einigen Jahren sollte das Kind einer befreundeten Familie eine Brille bekommen. Ich studierte alternative Heilmethoden und war fasziniert, als ich hörte, daß dieses Kind keine Brille mehr benötigte, nachdem es zwei Behandlungen bei einem Kranial-Osteopathen erhalten hatte.

Das weckte in mir den Wunsch, mehr über diese Art von Therapie zu erfahren. Jahre später hatte ich Gelegenheit, die Kraniosakral-Therapie zu studieren. Schon nach dem ersten Kurs war ich von dieser Arbeit begeistert. Klienten kommentierten diese sanfte, unaufdringliche, direkte Heilmethode manchmal so: „Ich fühlte mich besser als je zuvor in meinem Leben."

Als ehemalige Lehrerin, die schon Geschichten darüber gehört hatte, wie diese Methode die Lernfunktionen bei Kindern beeinflussen konnte, interessierte mich besonders, wie das Leben von Menschen verändert werden konnte, die in jungen Jahren eine solche Behandlung erhielten.

In seinem Buch *Auf den inneren Arzt hören* beschreibt Dr. John Upledger viele faszinierende Fallbeispiele. Ein Kind mit der Diagnose „retardiert infolge frühkindlicher Meningitis" machte nach der Kraniosakral-Therapie einen IQ-Sprung von über 20 Punkten. Es konnte anschließend in eine Regelschule eingegliedert werden.

In einer Studie mit hyperaktiven Kindern zeigten 50 Prozent eine Blockierung an der Schädelbasis, und zwar an der Stelle, wo sie mit dem Nacken verbunden ist. Die Anwendung der Kraniosakral-Therapie führte bei diesen Kindern zu einer Erfolgsquote von fast 100 Prozent.

Bei dyslektischen Kindern, die zu einer Klinik an der *Michigan State University* kamen, zeigte sich oft ein übereinstimmendes Symptom auf der rechten Kopfseite in der Nähe des Ohres. Dieses Symptom hing mit dem Schläfenbein und seinen Hirnhäuten zusammen. Sobald dieser Zustand einmal korrigiert war, verschwanden die Leseschwierigkeiten bei 70 Prozent der Kinder.

Eine der rührendsten Geschichten in Upledgers Buch handelt von einem Kind, das nicht gehen konnte. Nachdem es eine Behandlung erhalten hatte, die das Stirnbein aus seiner blockierten Stellung zum Schläfenbein gelöst hatte, wachte das Kind in der folgenden Nacht auf; es erzählte seiner Mutter, daß der „böse Mann", der es am Laufen gehindert habe, verschwunden sei. Am folgenden Tag begann das Kind zu gehen.

Die kraniosakrale Funktion ist ein primärer Bestandteil unserer alltäglichen Lebensfunktionen. Ich hoffe, daß die Erklärungen dieses Buches dazu beitragen, daß Sie die Bedeutung der kraniosakralen Funktion zumindest in den Grundzügen verstehen. Lassen Sie sich von den medizinischen Fachworten nicht irritieren. Sie können dann die Übungen nutzen, um sich selbst zu helfen und sich auch von außen Hilfe zu holen, wenn das nötig sein sollte.

Das kraniosakrale System

Das kraniosakrale System besteht aus Kranium (Schädel), Wirbelsäule, Sakrum (Kreuzbein) und den damit verbundenen Strukturen. Es ist in gewissem Sinne der Kern unseres Seins.

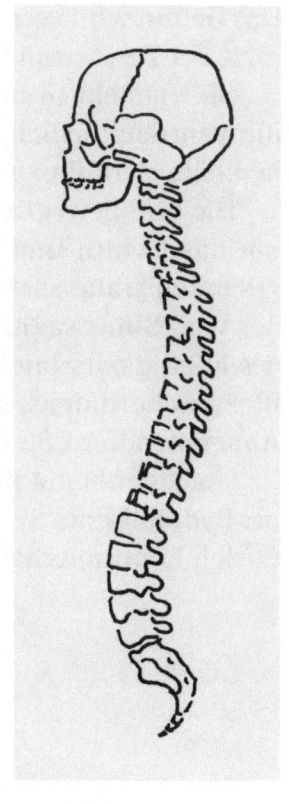

Das Kranium besteht aus den Knochen des Schädels und den darin befindlichen Strukturen (vgl. S. 46). Dazu gehört als oberstes Kontrollzentrum das Gehirn mit seiner Denkfähigkeit, das uns hilft, unseren Alltag zu meistern.

Die Wirbelsäule ist zusammengesetzt aus Wirbeln, in denen das Rückenmark liegt, das Meldungen zwischen Körper und Gehirn hin und her sendet.

Zerebrospinalflüssigkeit umspült das Gehirn und das Rückenmark, um sie zu nähren und zu reinigen. Das Gehirn und das Rückenmark sind von einer Stütze aus Bindegewebe, der Dura mater (harte Gehirnhaut) umgeben. Es gibt Bereiche, in denen die Dura sich nach innen faltet und so verschiedene Bereiche des Gehirns voneinander trennt. Wenn sich irgendwo in diesem System Verdrehungen bilden, ist auch unsere Funktionsfähigkeit „verdreht".

Lassen Sie uns nun die unterschiedlichen Komponenten betrachten und etwas mehr über sie erfahren. Anschließend werden Sie Selbsthilfetechniken lernen, die Ihre kraniosakrale Funktion stärken.

Das Gehirn nimmt ein Bad

Das Gehirn wird von einer speziellen Flüssigkeit genährt und gereinigt, der Zerebrospinalflüssigkeit. Wir nennen sie abgekürzt CSF.

Sie entsteht in unserem Gehirn in speziellen Quellbereichen, die Ventrikel heißen. Die Struktur in den Ventrikeln, die die CSF herstellt, wird Plexus choroideus (Adergeflecht) genannt.

Die CSF bewegt sich aufwärts und aus den Ventrikeln heraus, um das Gehirn und das Rückenmark zu baden. Die CSF ist im gesamten kraniosakralen System verteilt. Schließlich wird sie wieder vom Sinus sagittalis superior absorbiert. Wenn ein Absinken des Flüssigkeitsstandes gemeldet wird, veranlaßt das Gehirn den Plexus choroideus, wieder mehr zu produzieren. Das Zu- und Abnehmen der CSF bewirkt den kranialen Rhythmus.

Upledger nennt das kraniosakrale System ein halbgeschlossenes hydraulisches System. Es erhält seinen Flüssigkeitsdruck, indem es sich kontinuierlich und im Gleichmaß leert und wieder füllt.

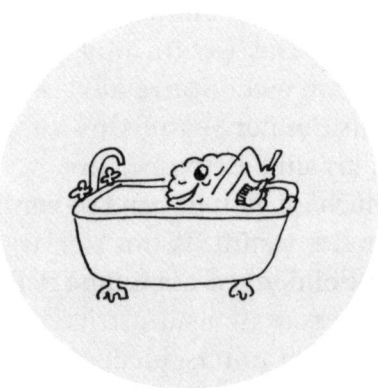

Der atmende Schädel

Während die CSF das kraniosakrale System im Innern füllt und leert, kann man im ganzen Körper eine Reaktion spüren, besonders in seinem Kern *(central core)*.

Die Knochen des Kranium sind so beschaffen, daß sie für dieses Füllen und Leeren Raum schaffen können.

Die Knochen greifen in einer wunderbaren und komplexen Beziehung an Nahtstellen ineinander, die Suturae genannt werden. Die Suturae verbinden die Knochen, die hier in feinen Bewegungen ineinander- und auseinandergleiten (vgl. S. 46).

Üblicherweise geht man davon aus, daß die Lungen unsere Atmungsorgane sind. Wir stellen hier jedoch ein neues Konzept vor, das mit William Garner Sutherland, dem Vater der kranialen Osteopathie, aufkam: Der Schädel ist zum „Atmen" geschaffen. Sutherland nannte das subtile, jedoch kraftvolle Steigen und Fallen der CSF die „primäre Atmung". Während die Flüssigkeit ansteigt, weiten sich die Knochenplatten, um der Fülle Raum zu geben. Wenn die Flüssigkeit sinkt, kehren die Knochen in ihre ursprüngliche Stellung zurück.

Der Begriff „primär" will sagen, daß dieser „Atmung" eine größere Bedeutung als der Lungenatmung zukommt. Diejenigen, die mit dem kraniosakralen System arbeiten, werden die Wichtigkeit dieses Systems für den Körper bestätigen. Es wirkt unmittelbar am Kern unseres Lebensprozesses.

Auf der nächsten Seite sehen Sie einige Abbildungen, die den Mechanismus dieses Lebensatems illustrieren.

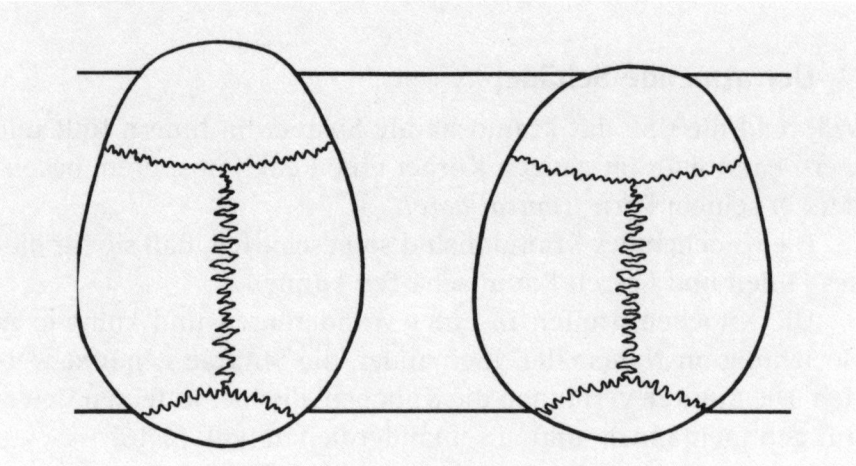

Der Schädel von oben; links beim Ausatmen, rechts beim Einatmen.

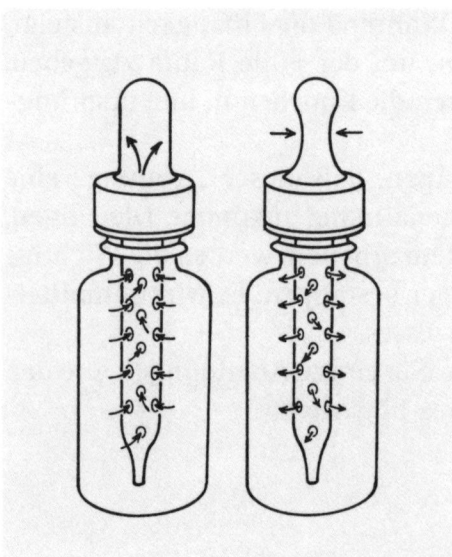

Im medizinischen Tropfenröhrchen spiegelt sich die Ein- und Ausatmung wider: Beim Einatmen dehnt sich der Gummihut oben aus und füllt sich (links). Beim Ausatmen wird der Gummihut zusammengedrückt und leert sich nach innen hin aus (rechts).

Sich auf den atmenden Schädel einstimmen

Das Steigen und Fallen oder die Expansion und Kontraktion des Schädels kann am besten bei sehr leichter Berührung gefühlt werden.

Legen Sie Ihre Fingerspitzen leicht an den Scheitel und die Handflächen auf die Seiten des Schädels. Um Ihre Hände besser zu entspannen, stützen Sie sich am besten mit den Ellbogen auf einem Tisch ab. Gestatten Sie Ihren Händen, an der Oberfläche zu „schwimmen", und stellen Sie sich darauf ein, dem kranialen Rhythmus zu folgen. Das ist ein subtiler Rhythmus. Atmen Sie ganz ruhig, und erspüren Sie Ihren eigenen Rhythmus.

Wenn Sie ihn nicht gleich spüren, entspannen Sie sich, und machen Sie Ihre Hände noch leichter.

Dies ist für viele von uns eine ganz neue Weise, Zustände zu erspüren. Weniger ist mehr. Ihre eigene Präsenz dabei ist still und unaufdringlich. Entspannen Sie sich – auch wenn Sie den Rhythmus nicht fühlen. Kehren Sie einfach später wieder zu dieser Übung zurück. Seien Sie gewiß, daß Sie irgendwann einmal in der Lage sein werden, sich auf diesen Rhythmus einzustellen und ihn zu erspüren.

Der kraniale Rhythmus hat gewöhnlich sechs bis zwölf Zyklen in der Minute. Sechs Zyklen pro Minute bedeutet, daß ein Ablauf von Steigen und Fallen zehn Sekunden dauert. Zwölf Zyklen in der Minute bedeutet, daß ein vollständiges Steigen und Fallen fünf Sekunden dauert. Sie können während der Expansion und Kontraktion mitzählen und so ein Gefühl für den zeitlichen Ablauf des Rhythmus bekommen.

Vielleicht spüren Sie auch die Vitalität und die Symmetrie der Bewegung. Ein ausgewogener kranialer Rhythmus ist vital, symmetrisch und hat sechs bis zwölf Zyklen pro Minute.

Der kraniale Rhythmus fühlt sich ganz unterschiedlich an, wenn Sie sich auf die verschiedenen Bereiche des Schädels und des Körpers einstimmen. Er kann sich anfühlen wie ein Ausdehnen und Zusammenziehen, wie eine Drehung nach innen und außen, und er kann sich kopf- oder fußwärts bewegen.

Wie die Wände einer Kathedrale

Obwohl der kraniale Rhythmus im kraniosakralen System entsteht, kann seine Auswirkung im gesamten Körper wahrgenommen werden. Die von Wasser geprägte Beschaffenheit des Körpers und die miteinander verwobenen Bindegewebe leiten die Impulse weiter. Ein sensibler Mensch kann diesen Rhythmus überall im Körper spüren.

Das Gehirn wird von einem Bindegewebe umschlossen, den Hirnhäuten. Die äußere Schicht oder Dura mater umhüllt die Oberfläche des Schädels. Es gibt zwei innere Schichten, die mit der Dura mater verbunden sind: die Arachnoidea (Spinnwebenhaut), die die Konsistenz eines Spinnengewebes hat, und die dünne Pia mater (weiche Hirnhaut). Um das Gehirn herum schließen sich die inneren Schichten enger an die Oberfläche des Gehirns, und an bestimmten Stellen falten sie sich nach innen, um spezielle Areale voneinander abzutrennen.

Die Hauptunterteilungen im Inneren des Schädels werden Falx cerebri (Großhirnsichel), Falx cerebelli (Kleinhirnsichel) und Tentorium cerebelli (Kleinhirnzelt) genannt. Die zwei Sicheln sind so geformt wie der Haarschnitt eines Mohikaners. Die Hirnzelte erweitern sich von dem Punkt aus, an dem sich die zwei Sicheln treffen, wie ein Zelt.

Die Art und Weise, wie diese harten Hirnhäute verbunden sind, löst eine reziproke Spannung aus, die sich im Rhythmus des Lebensatems bewegt. Beim Einatmen wird das Zelt flacher, und die Sichel wird vorwärts und nach unten gezogen. Beim Ausatmen neigt sich das Kleinhirnzelt, und die Sichel richtet sich auf und kommt zurück.

Als Upledger das kraniosakrale System erforschte, sezierte er die Schädel Verstorbener so, daß die Hirnhäute nicht beschädigt wurden. Dies ermöglichte ihm, die wundervollen Kurven und geometrischen Spannungskräfte zu sehen, die von diesen Strukturen geschaffen wurden. Ihre Schönheit wurde mit den Wänden einer Kathedrale verglichen.

Beim Untersuchen der strukturellen Muster von Membranen fand Upledger Verletzungen und Verdrehungen in verschiedensten Körperbereichen, die sich in die kranialen Membranen zogen und an ihnen Verdünnungen und Verdickungen bewirkten.

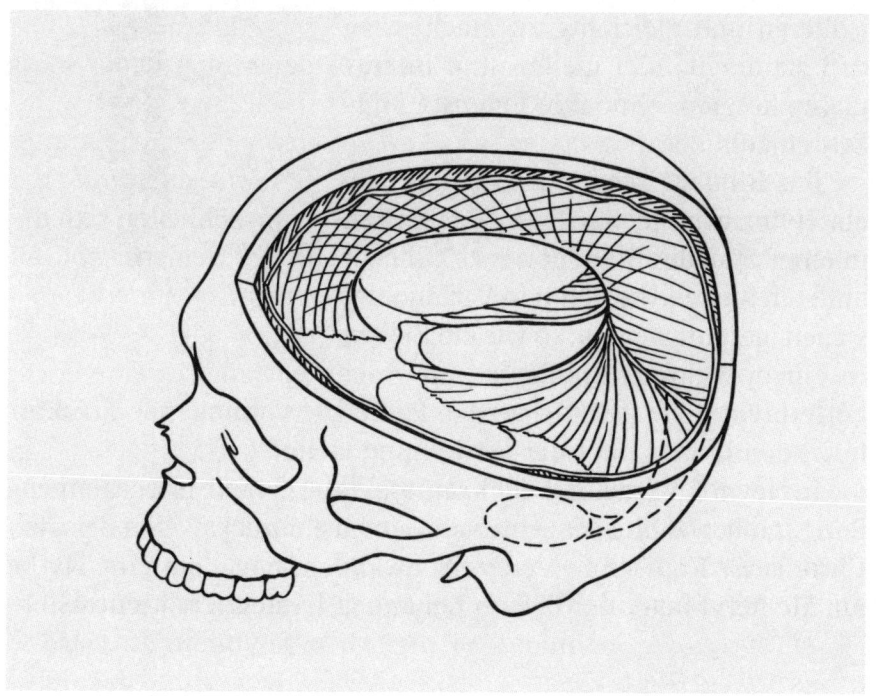

Der Strickstrumpf

Das Bindegewebe des kraniosakralen Systems ist wie ein fortlaufender Strickstrumpf. Die Hirnhäute bedecken das Gehirn und gehen dann in den Duralsack über, der die Wirbelsäule auskleidet. Vom Duralsack treten Nerven, die von Bindegewebe umschlossen sind, aus jedem Wirbelsäulensegment aus. Diese Nerven ziehen dann in alle Teile des Körpers.

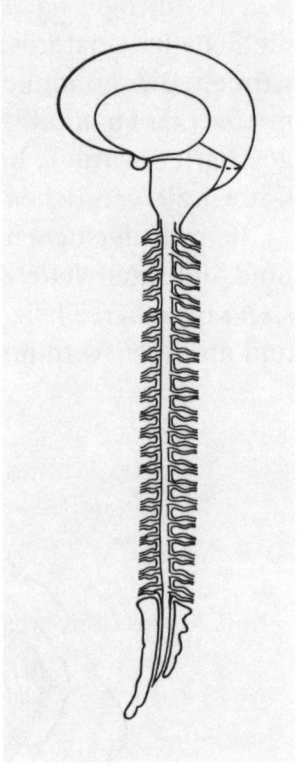

Der Zweck des Bindegewebes ist es, verschiedene Körperteile voneinander zu isolieren und gleitfähig zu machen, so daß sie aneinander gleiten und interagieren können, ohne ihre Eigenständigkeit einzubüßen.

Das Bindegewebe umhüllt alles, wie ein Nylonstrumpf das Bein. Ein Ziehen in einem Teil des Bindegewebes kann an anderen Stellen, die damit in Verbindung stehen, gespürt werden, so wie ein Ziehen in einem Nylonstrumpf auch an einer entfernten Stelle gefühlt werden kann. Die verbindende Struktur leitet den Impuls oder die Verdrehung weiter.

In einem Kurs, der mit der Kraniosakral-Therapie in Zusammenhang stand, erzählte der Lehrer von einem eindrucksvollen Beispiel: Chronische Kopfschmerzen verschwanden, nachdem eine Narbe am kleinen Finger der Person behandelt („integriert") wurde.

Die Verbindung der Hirnhaut (Dura mater) – im kraniosakralen System die Nervenumhüllung – mit dem gesamten Körper bedeutet auch, daß ein Problem an einer bestimmten Stelle seinen Ursprung ganz woanders haben kann. Ein Trauma durch eine Kopfverletzung kann jede beliebige Körperfunktion beeinträchtigen. Umgekehrt kann jede Verletzung irgendwo im Körper die kraniosakrale Funktion beeinträchtigen.

Die kraniosakrale Pumpe

Wir haben bereits erfahren, daß das Zu- und Abnehmen der CFS ein Steigen und Fallen der Knochenstrukturen des Schädels bewirkt. Die knöchernen Strukturen der Wirbelsäule und des Sakrums bewegen sich auch ganz deutlich im kranialen Rhythmus. Wenn diese Strukturen in ihrer Bewegung gedämpft werden, reduziert sich auch der kraniale Rhythmus.

Streß ist ein Faktor, der diese Pumpe dämpft. Unser Körper reagiert auf Streß, indem er den „Sehnenschutzreflex" aktiviert. In dieser Haltung verspannt sich die gesamte Körperrückseite – ähnlich wie bei einer Eidechse, die erstarrt. Das Gehirn aktiviert seine „Reflex"-Zentren, um zu überleben. Paul und Gail Dennison (die Entwickler des *Brain-Gym* ®) verwenden zahlreiche Längungsübungen, um die Anspannung aufzulösen, damit das „denkende" Vorderhirn wieder in Funktion treten kann. Das verstärkt unser allgemeines Flexibilitätsniveau (mental und physisch) und das Fließen der CFS.

Die kraniosakrale Pumpe, die bei einer Streßreaktion gedämpft wird, kann ebenso durch Knochen- oder Bindegewebsbeeinträchtigungen gedämpft werden, die von alten Traumen oder Verletzungen herrühren. Die verschiedenen Züge und Verdrehungen blockieren die Bewegung.

Viele Übungen in diesem Buch zielen darauf ab, das Sakrum zu befreien, Spannungen um die Wirbelsäule herum zu lösen und den kranialen Rhythmus selbst in solcher Weise nachzuahmen, daß das kraniosakrale Pumpen angeregt wird. Es ist wichtig, daß die Teile der kraniosakralen Pumpe richtig ausgerichtet sind und sich frei bewegen können.

Das Werkzeug des Klempners

Das kraniosakrale System hat Möglichkeiten, sich selbst auszubalancieren. Es nimmt Ruhepunkte *(stillpoints)* ein. Ruhepunkte sind Verarbeitungsphasen, in denen der kraniale Rhythmus innehält und in denen das System sich reorganisiert. Das ist wie eine Schwangerschaftspause – eine Stille, die von dynamischem Wandel erfüllt ist.

Es ist, als ob sich der kraniale Rhythmus in sich kehrt, um Flüssigkeitsdruck aufzubauen, um dann diesen Druck genau dort zu verwenden, wo er gebraucht wird.

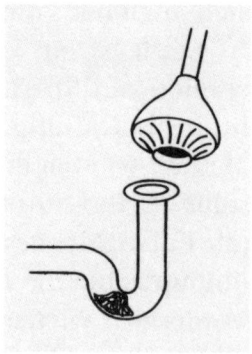

Eine ausgezeichnete Analogie ist die Saugglocke (ein Klempnerwerkzeug). Der Klempner, der ein Abflußrohr freimachen soll, muß nicht wissen, wo die Verstopfung sitzt, denn der durch die Saugglocke aufgebaute Druck geht genau dahin, wo er benötigt wird.

Ruhepunkte werden vom Körper als selbstregulierende Prozesse verwendet. Sie können aber auch durch verschiedene Techniken in Gang gesetzt werden. Wenn Sie mehr darüber erfahren wollen, lesen Sie im Kapitel Ruhepunkte herstellen nach.

2 Übungen zur Selbsthilfe

Vorbemerkungen

Alle folgenden Übungen werden Ihnen vorgestellt, um Sie zu befähigen, Ihre kraniosakrale Funktion zu verbessern. Diese wird Ihnen dann helfen, Ihr Wohlbefinden im gesamten Körper-Geist-System zu steigern. Für diese Übungen sollten Sie sanft, empfindsam und aufmerksam sein.

Machen Sie alle Übungen so, daß sie sich angenehm und „stimmig" anfühlen. Wenn sich eine Übung nicht stimmig anfühlt, verändern Sie sie ein wenig, oder machen Sie diese Übung einfach nicht.

Die Kraniosakral-Therapie basiert auf den Selbstkorrektur-fähigkeiten des Körpers. Diese werden angeregt, wenn man ruhig und dezent vorgeht. Dem Körper wird Raum und Energie gegeben, seine eigene Balance zu finden.

Kraniosakrale Techniken werden mit einer Berührung begonnen, die einen Druck von fünf Gramm ausübt. Das ist sehr leicht – so wie das Gewicht eines Fünfpfennigstückes. Der Körper

„führt" dann die Hände weiter an die Stellen und Positionen, die Entspannung benötigen.

Nutzen Sie dieses Empfinden für alle Übungen. Damit schaffen Sie den Raum und die Energie, die der Körper braucht, um sich selbst auszubalancieren. Sie selbst sollten dabei in einer sanft unterstützenden Haltung präsent sein. Ihre Beharrlichkeit, Ihre Liebe und Ihr Verständnis lassen den Raum entstehen, in dem heilende Veränderung stattfinden wird.

Hören Sie auf sich selbst.

Die Pumpe anstellen und den Rhythmus nachahmen

Es gibt verschiedene Übungen, die die kraniale Bewegung nachahmen und so das Pumpen fördern. Während der kraniale Rhythmus in die Füllungsphase des Zyklus eintritt, dehnt sich der Kopf aus, und die Arme und Beine drehen sich ein wenig nach außen. Wenn der kraniale Rhythmus in die Leerungsphase des Zyklus übergeht, verengt sich der Kopf, und die Arme und Beine drehen sich ein wenig nach innen.

Scherenschlag im Sitzen

Diese Übung wirkt hervorragend für die Rechts-links-Integration des Gehirns und verstärkt das Pumpen der CSF.

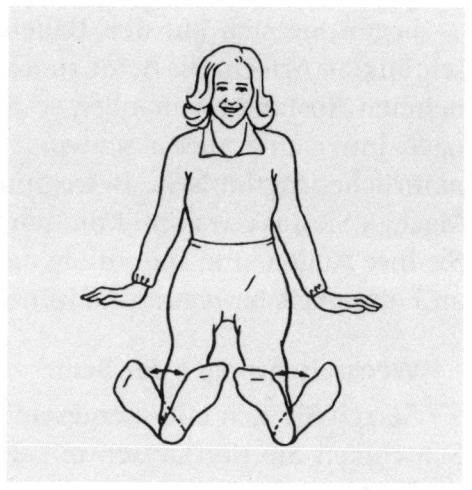

Setzen Sie sich auf den Boden, stützen Sie sich auf Ihren Händen ab, oder lehnen Sie sich mit dem Rücken an eine Wand. Die Beine liegen flach und ausgestreckt vor Ihnen am Boden. Gestatten Sie Ihren Beinen, auf „Automatik" zu schalten und sich sanft nach innen und außen zu drehen.

Halten Sie für einige Minuten einen gleichmäßigen Rhythmus. Schließen Sie nun Ihre Augen, und spüren Sie, was geschieht, während Ihr Körper diesen Schub an Flüssigkeitsbewegung und Energie integriert.

Scherenschlag in Bauchlage

Randolph Stone, der Begründer der Polarity-Therapie, empfahl diese Übung, um die Stirnhöhlen zu klären. Sie wirkt ausgezeichnet für die Rechts-links-Integration des Gehirns und verstärkt den Fluß der CFS.

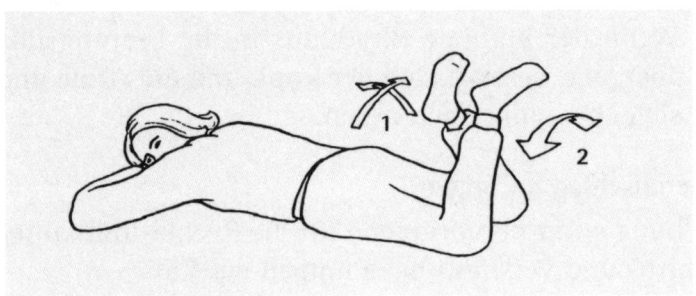

Legen Sie sich auf den Bauch. Der Kopf liegt auf den verschränkten Armen. Die Beine sind angewinkelt und in einem angenehmen Abstand zueinander, so daß Sie sanft die Unterschenkel nach innen und außen schwingen lassen können. Das ist eine natürliche, rhythmische Bewegung, die sich angenehm anfühlt. Machen Sie das etwa fünf Minuten lang. Halten Sie inne, schließen Sie Ihre Augen, und spüren Sie nach, welche Wirkung der Schub an Flüssigkeitsbewegung und Energiefluß auf Ihren Körper hat.

Wechselschwingen der Beine

Setzen Sie sich mit übergeschlagenen Beinen auf einen Stuhl. Schwingen Sie rhythmisch mit dem oberen Bein. Wechseln Sie das Bein, um das Gleichgewicht herzustellen. Diese Übung ist hervorragend geeignet, um das Pumpen der CFS zu verstärken.

Pierres „Ha"-Atem

Diese Übung wurde von dem Polarity-Therapie-Lehrer Pierre Pannetier entwickelt. Sie energetisiert die Links-rechts-, Oben-unten- und Vorne-hinten-Dimensionen der Gehirnfunktionen. Sie verstärkt das Pumpen der CSF.

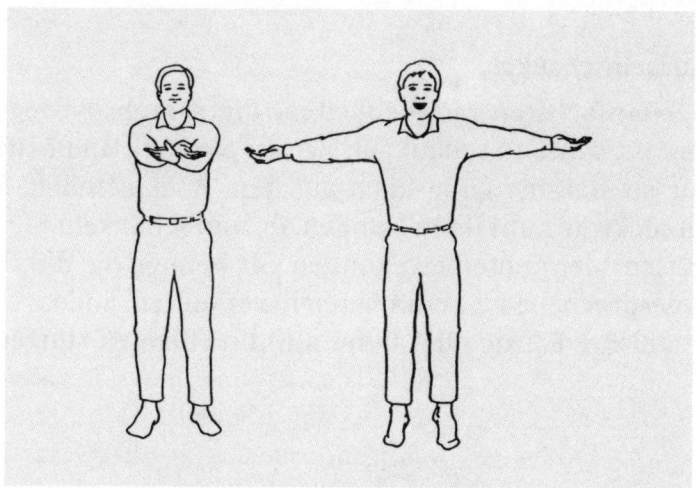

Stellen Sie sich aufrecht hin – die Füße in einem angenehmem Abstand voneinander. Prüfen Sie Ihr Gleichgewicht und Ihre Stabilität, indem Sie auf Ihren Zehenspitzen auf- und abwippen.

Schwingen Sie die Arme (mit den Handflächen nach oben), so daß sie sich überkreuzen, und lassen Sie abwechselnd mal den rechten und mal den linken Arm oben. Machen Sie diese Bewegung und zählen Sie dabei „1–2–3"; dann lassen Sie beide Arme zurück und nach außen schwingen. Wenn die Arme zurückschwingen, lassen Sie aus dem Solarplexus und dem Bauch ein tiefes und freifließendes „Ha" aufsteigen. Und schon sind Sie im „1–2–3–Ha!"-Rhythmus. Wenn es Ihnen leichter fällt, gehen Sie bei jedem „Ha"-Laut langsam auf die Zehenspitzen.

Raum schaffen

Diese Übung befreit Sakrum und Wirbelsäule. Die kraniosakrale Funktion wird durch freie Beweglichkeit im Bereich des Sakrums und der Wirbelsäule unterstützt. Die folgenden Techniken sollen diese Körperbereiche befreien.

Kreuzbeinschaukel

Eine der einfachsten Möglichkeiten, die sakrale Bewegung zu befreien, ist, sanft zu schaukeln. Setzen Sie sich, und beugen Sie die Knie so, daß die Füße flach auf dem Boden stehen. Stützen Sie sich rückwärts auf Ihren Händen ab, und schaukeln Sie in kleinen Kreisen oder Achterbewegungen. Sie können die Wirkung auf den angesprochenen Sakrumbereich verändern, indem Sie sich erhöht auf Ihre Fäuste oder tiefer auf die Ellbogen stützen.

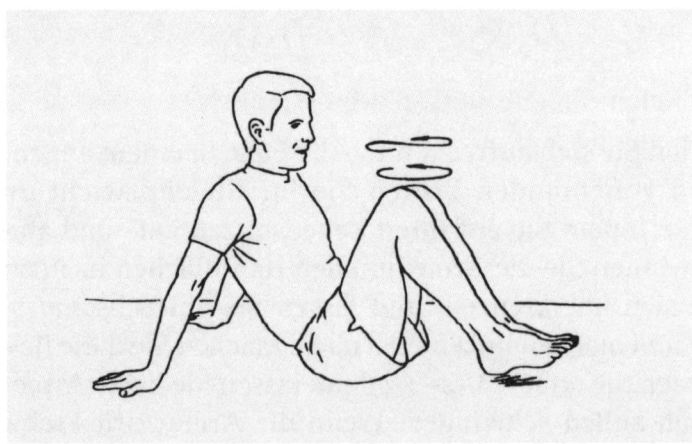

Diese Übung aus dem *Brain-Gym*® und dem *Hyperton-X* befreit das Sakrum, so daß es an der kraniosakralen Pumpbewegung beteiligt sein kann.

Rückenlängung

Diese Übung verbindet Techniken, die Dennisons Bewegungs-Neu-
bahnung, Hyperton-X und PNF ähnlich sind. Diese sanften Selbsthilfeübungen haben schon vielen Menschen mit verspannten
Rückenpartien Erleichterung gebracht.

1. Legen Sie sich flach auf den Rücken, und nehmen Sie wahr,
wie er den Boden berührt. Erspüren Sie Zwischenräume, Spannungen und entspannte Bereiche.

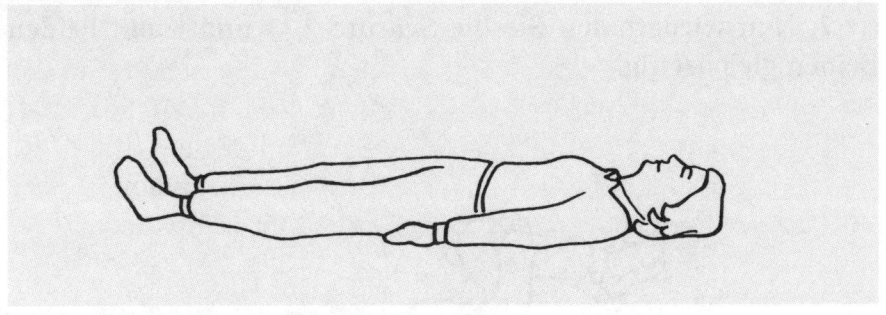

2. Ziehen Sie ein Bein so an, daß das Knie gebeugt wird, der
Fuß aber flach am Boden bleibt. Heben Sie das angewinkelte Knie
an, und ziehen Sie es so hoch an die Brust, wie es geht. Lassen
Sie Ihre Hände sanft auf dem Knie ruhen.

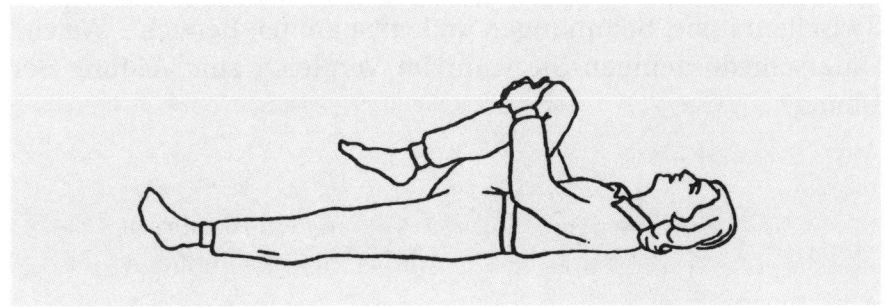

3. Atmen Sie ein, und drücken Sie Ihr Knie beim Ausatmen sanft in Ihre Hände. Während Sie ausatmen, entspannen Sie Ihr Bein. Bringen Sie es nur so hoch, wie es Ihnen möglich ist. Wiederholen Sie das dreimal.

4. Legen Sie nun Ihre Hände zwischen Ober- und Unterschenkel, und wiederholen Sie mit dieser neuen Handhaltung Schritt 3.

5. Lassen Sie Ihr Bein langsam wieder zum Boden zurückkommen, bis der Fuß flach auf dem Boden steht. Lassen Sie den Fuß weitergleiten, bis das Bein wieder flach am Boden liegt.

6. Wiederholen Sie die Schritte 2 bis 5 mit dem anderen Bein.

7. Nun wiederholen Sie die Schritte 2, 3 und 5 mit beiden Beinen gleichzeitig.

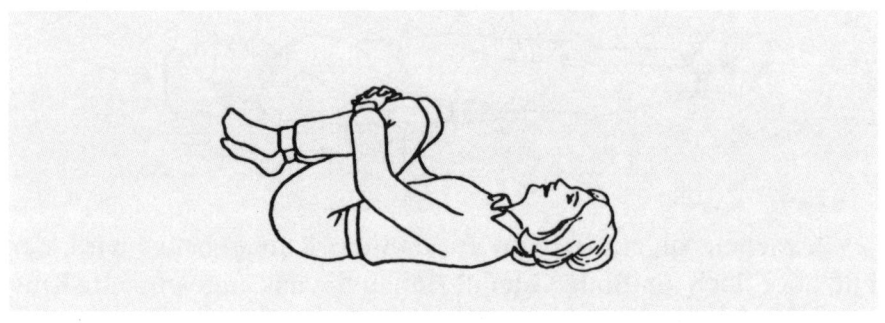

8. Zum Abschluß liegen Sie noch einmal flach auf dem Rücken und nehmen wahr, wie er den Boden berührt. Erspüren Sie die Zwischenräume, Spannungen und entspannten Bereiche. Welche Unterschiede nehmen Sie wahr im Vergleich zum Anfang der Übung?

Kugelschreiber

Oftmals ist die Position des Sakrums zwischen den Hüftknochen blockiert oder verdreht.

Bei dieser Übung zeichnen Sie freie Formen auf den Fußboden, indem Sie Hüfte und unteren Rücken bewegen. Diese sanfte Übung gestattet den Dingen, sich zu „setzen" und neu zu organisieren.

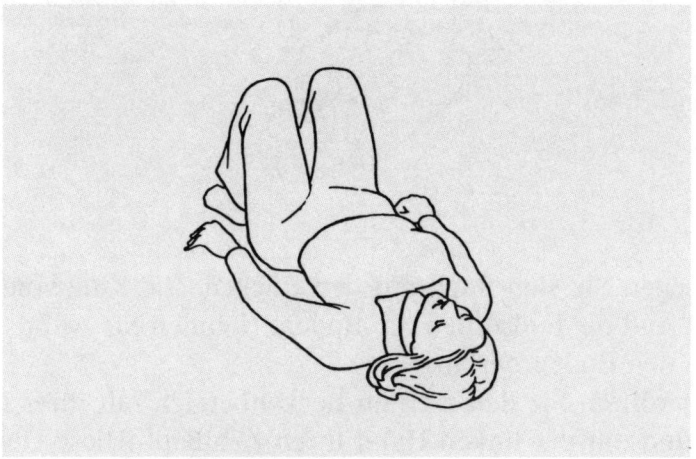

Legen Sie sich mit angewinkelten Knien auf den Rücken, die Füße flach am Boden. Werden Sie ganz still, und erlauben Sie Ihrem Rücken jede Bewegung, die er machen will. Stellen Sie sich vor, Sie hätten einen magischen Kugelschreiber, mit dem Sie über den Boden gleiten und Bilder malen. Diese Muster verlagern langsam Ihr Gewicht, so daß verschiedene Bereiche des unteren Rückens und der Hüften den Boden berühren.

Balance des fünfstrahligen Sterns

Diese Übung soll den Beckenbereich ausgleichen, um damit die Hüft-Kreuzbein-Balance zu unterstützen.

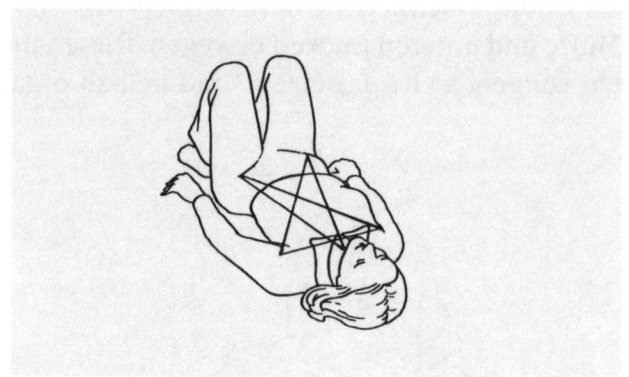

1. Legen Sie sich flach auf den Rücken. Die Knie sind ange-winkelt und die Fußsohlen am Boden. Nehmen Sie wahr, wie Ihr Rücken den Boden berührt.

2. Berühren Sie den rechten Beckenbereich mit Ihrer rechten Hand, und mit der linken Hand Ihren Kehlkopf. Diese Übung ist aus der Polarity-Therapie und wirkt energetisch balancierend. Warten Sie, bis Sie spüren, daß beide Hände ruhig und dennoch voller Leben und Energie sind.

3. Wandern Sie nun mit der rechten Hand auf die linke Becken-seite. Lassen Sie die linke Hand weiter den Kehlkopf berühren.

4. Wandern Sie dann mit der linken Hand auf die rechte Schul-ter. Lassen Sie die rechte Hand auf der linken Beckenseite.

5. Tauschen Sie nun die Hände, so daß die linke Schulter und die rechte Beckenseite berührt werden.

6. Nehmen Sie wahr, wie Ihr Rücken den Boden berührt. Ver-gleichen Sie dies mit Ihrer Ausgangsposition, und achten Sie auf jegliche Veränderung.

Licht

In verschiedenen Systemen der Kinesiologie wird zum Balancieren oftmals der Lichtstrahl einer kleinen Taschenlampe verwendet. Der Lichtkegel wird gewöhnlich auf solche Stellen gerichtet, die helfen können, Fixierungen zu lösen. Solche Fixierungen können geistiger oder emotionaler Natur sein oder die Wirbelsäule betreffen. Die Übung wird hier unter der Überschrift *Raum schaffen* vorgestellt, weil sie uns ermöglicht, uns von einer verkrampften oder depressiven Haltung zu befreien und in größere Ausdehnung oder gar in Hochstimmung zu gelangen.

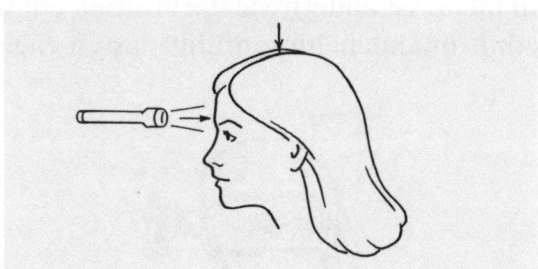

Wenn wir das Licht auf den Punkt über und genau zwischen den Augen richten, kann es die Funktion der Hypophyse anregen und auf das sechste Chakra bzw. Energiezentrum wirken. Leuchten wir auf die höchste Stelle des Kopfes, werden die Zirbeldrüsenfunktion und das siebte Chakra angeregt.

Neben seinen sonstigen Wirkungen beeinflußt Licht die Melatoninproduktion und kann uns dadurch depressive Verstimmungen nehmen.

Wenn sich das Leben schwer anfühlt, wenn Sie sich verkrampft fühlen oder wenn Sie feststecken, „erleichtern" Sie sich, indem Sie sich mit einer kleinen Taschenlampe auf Ihren Scheitelpunkt am Kopf (oder etwas darüber) und zwischen die Augenbrauen leuchten.

Ruhepunkte herstellen

Im Ruhepunkt nutzt man den Selbstkorrekturprozeß des Körpers, um sich selbst zu balancieren. Wir zeigen Ihnen hier ein paar sehr einfache Wege, um Ruhepunkte zu erzeugen.

Tennisballwiege

Nehmen Sie zwei Tennisbälle und binden Sie sie fest in eine Socke. Legen Sie diese beiden Tennisbälle unter Ihren Kopf – ungefähr auf halber Höhe des Hinterkopfes. Erspüren Sie, ob sich das bequem anfühlt. Wenn nicht, verändern Sie die Position ein wenig. (Wenn es sich weiterhin unangenehm anfühlt, lassen Sie diese Übung aus.)

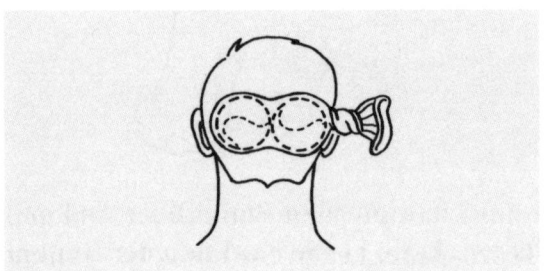

Warten Sie, bis Sie sich entspannt und bereit fühlen. Oftmals zeigt sich das durch einen tiefen Atemzug. Entfernen Sie nun die Tennisbälle.

Diese Technik simuliert in gewisser Weise das, was die Kraniosakral-Therapeuten CV-4 nennen (Kompression des 4. Ventrikels). Der Einsatz solcher Tandemtennisbälle wird in Anhang F von Upledgers Buch *Kraniosakral-Therapie* in einem Artikel von James Nelson Riley beschrieben.

Wenn gerade keine Tennisbälle zur Hand sind, können Sie auch Ihre eigenen Fäuste benutzen.

Integration der Ruhepunkte

Legen Sie Ihre Hände symmetrisch auf Ihren eigenen oder auf den Körper einer anderen Person. Sie können sie auf die Füße legen, auf die Arme, die Schultern usw.

Während Ihre Hände dort ruhen, stellen Sie sich vor, daß Sie diesen Teil des Körpers sanft umfassen, und folgen Sie ihm, während er sich ganz leicht nach innen dreht. Wenn Sie beim Einwärtsbewegen Widerstand spüren, halten Sie inne und warten Sie, bis es sich so anfühlt, als ob es weicher wird und Ihnen gestattet wird, etwas weiter nach innen zu gehen. An einem bestimmten Punkt werden Sie an eine absolute Grenze kommen, an der Ihnen jedes weitere Eindringen verweigert wird. Das ist der Ruhepunkt. Warten Sie dort so lange, bis der Körper deutlich signalisiert, daß er sich öffnen und symmetrisch bewegen will, bis Sie Entspannung und einen tiefen Atemzug wahrnehmen.

Kranialwiege

Verschränken Sie Ihre Finger so, daß die Handwurzeln ungefähr so weit auseinander sind wie die eben beschriebenen zusammengebundenen Tennisbälle. Legen Sie die verschränkten Hände auf halber Höhe an Ihren Hinterkopf. Benutzen Sie den weichen, fleischigen Bereich am Daumenballen, um die Wiege zu formen. Warten Sie, bis Sie sich ganz entspannt fühlen, und lösen Sie dann die Hände mit einem tiefen Atemzug.

Variation 1: Wenn Sie den kranialen Rhythmus fühlen können und den Ruhepunkt noch weiter unterstützen möchten, wiederholen Sie den obigen Ablauf mit der Ruhepunkt-Integration.

Variation 2: Dies kann auch in Partnerarbeit durchgeführt werden. Anstatt die Finger zu verschränken, legen Sie eine Hand in die andere, so daß sich die Daumen berühren. Der Kopf der empfangenden Person wird dann sanft in Ihren Händen gehalten.

Die Platten verschieben

Der Planet, auf dem wir leben, stellt sich immer mal wieder neu ein; dabei bebt er und richtet sich auf eine neue Position aus. Ebenso wie die Platten der Erde können sich die Platten des Schädels verschieben und wieder neu ausrichten.

Wenn sich die Knochen bewegen, was verschiebt sich dann im Inneren? Ein Bild, das manchmal in der Kraniosakral-Therapie benutzt wird, ist, daß die Knochen des Schädels als Handgriffe dienen, über die wir mit den Membranen innerhalb des kraniosakralen Systems arbeiten können.

Wir werden einige sehr einfache Techniken lernen, mit Hilfe derer wir die Bewegung der verschiedenen Platten des Schädels befreien können. Es ist wichtig, daran zu denken, daß mit diesem System sanft und unaufdringlich zu arbeiten ist.

Wir werden mit einer Berührung in der Stärke von fünf Gramm (das ist das Gewicht eines Fünfpfennigstückes) oder weniger beginnen. Wir erlauben dem Körper, gerade genug Intention und Energie in einem bestimmten Bereich aufzubauen, um seine eigenen selbstregulierenden Kräfte einbringen zu können.

Nachdem Sie den Anfangskontakt hergestellt haben, warten Sie und spüren Sie, wohin Sie von den selbstregulierenden Kräften „geführt" werden.

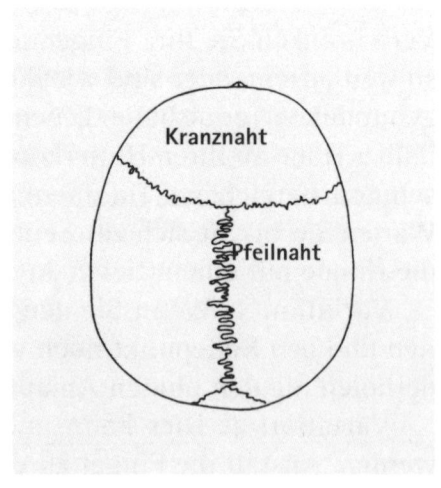

Der Schädel in Aufsicht

Die Scheitelbeinanhebung –
oder: Wie Sie Ihre Stimmung steigern können

Die Parietalknochen (Scheitelbeine) sind die beiden Knochen, die oben in der Mitte des Schädels zusammenkommen und so den Sattel bilden, der die oberen Seiten spreizt. Die Naht, welche die beiden Knochen verbindet, wird Sutura sagittalis (Pfeilnaht) genannt (vgl. S. 36). Sie hat viele fingerartige „Zähne", die eine Seite mit der anderen verbinden. Am unteren Ende der Parietalknochen (über den Ohren) liegt die Schuppennaht, die sie mit dem Temporalknochen (Schläfenbein) verbindet (vgl. S. 46). Der Sinus sagittalis (Hirnsinus) liegt unterhalb der Sutura sagittalis. Er bildet den Schlüssel zur Reabsorbierung der CSF. Wenn die Flüssigkeit hier ungehindert hindurchfließen kann, wird das Gehirn besser und leichter genährt und gereinigt.

Plazieren Sie Ihre Fingerspitzen ungefähr vier Zentimeter oberhalb Ihres Ohres. Um sicherzugehen, daß Sie auf dem Parietalknochen und nicht auf dem Temporalknochen angelangt sind, beißen Sie die Zähne zusammen. Wenn Sie eine Muskelbewegung unter Ihren Fingern fühlen, sind Sie auf dem Temporalknochen; dann müssen Sie noch etwas höher rücken.

Drücken Sie mit Ihren Fingerspitzen leicht nach innen. Bleiben Sie still sitzen und warten Sie. Nach einiger Zeit wird die Schädelnaht frei werden, und das Schädelbein wird beginnen, sich anzuheben und sich aus der Verkeilung zu befreien. Folgen Sie dieser Bewegung, bis es sich anfühlt, als ob alle Substanz schwimmt und frei ist für die Bewegung.

Manchmal, wenn Menschen Kopfschmerzen haben, drücken sie ganz automatisch an dieser Stelle nach innen; damit regen sie intuitiv die Scheitelbeinbewegung und den Fluß der CSF an.

Upledger lehrte seine Studenten diese Übung, damit sie ihr Gehirn in Prüfungen erfrischen konnten.

Wie sich das Scheitelbein anhebt

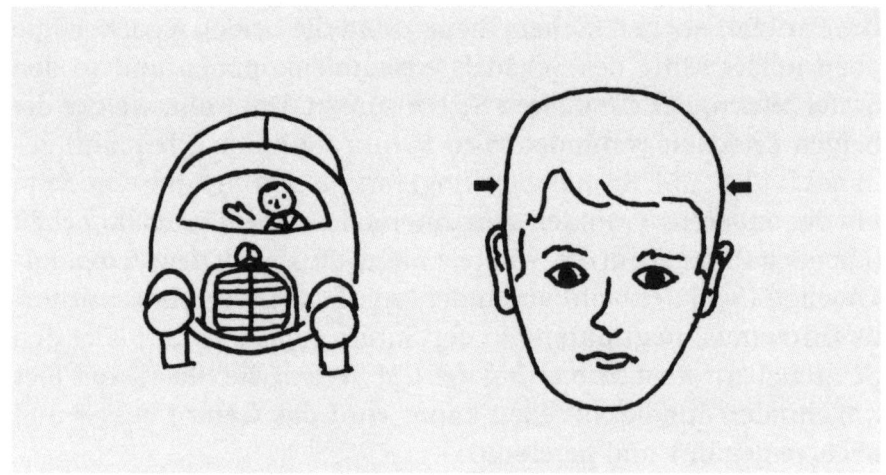

Den Türriegel öffnen. Warten, bis sich die Türen anheben.

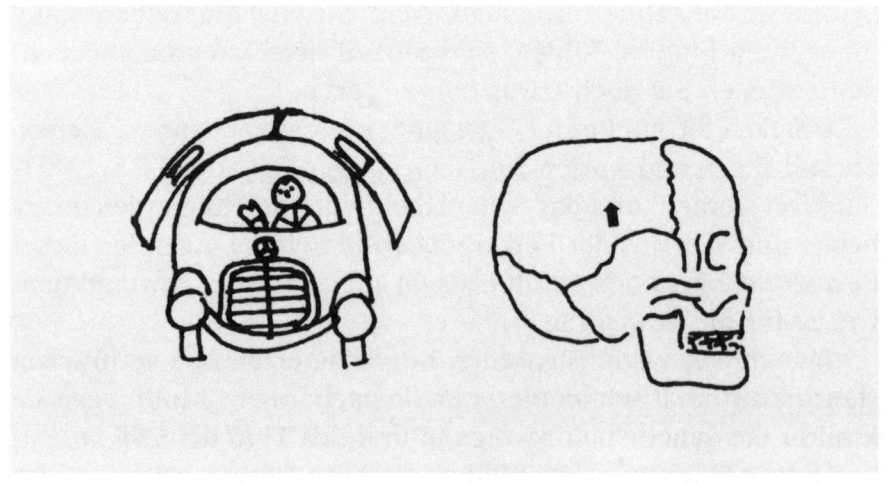

Die Scheitelbeine heben sich wie Flügeltüren eines Autos.

Den Kiefer befreien

Viele Menschen haben im Kieferbereich große Spannungen, besonders im Temporalmandibulargelenk (Kiefergelenk). Das kann durch Spannung in den Kiefergelenken bedingt sein oder durch eine Dysbalance im Temporalbereich, der die Kerbe enthält, in der der Unterkieferknochen ruht.

Bei dieser Technik wird mit dem Kieferknochen (der Mandibula) gearbeitet; das ist der Knochen, in dem sich die unteren Zähne befinden. Folgen Sie dem unteren Rand des Unterkieferknochens bis dahin, wo er sich nach oben richtet. Dieser aufsteigende Ast des Kiefers heißt Ramus.

Legen Sie Ihre Finger sanft auf den Ramus. Drücken Sie leicht aufwärts in Verlaufrichtung des Knochens zum Ohr hin.

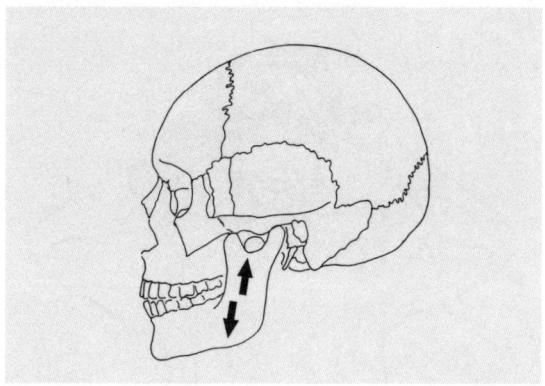

Warten Sie, bis ein sanfter Impuls vom Gewebe selbst ausgeht, der vom Ohr weg, nach unten ausgerichtet ist. Lassen Sie sich davon führen. Wenn sich das Gewebe löst, achten Sie auf Widerstand. Warten Sie an jedem Punkt des Widerstands, bis er sich auflöst. Die Fingerspitzen bringen den Unterkiefer immer weiter herab und befreien so das Gelenk. Der Prozeß ist abgeschlossen, wenn der Unterkiefer frei zu schweben scheint.

Die Ohrenverbindung

Das innere Ohr liegt innerhalb des Schläfenbeins. Das äußere Ohr kann daher als Handgriff zum Befreien der Bewegung des Schläfenbeins benutzt werden. Dysfunktion des Schläfenbeins wird mit vielen Arten von Lernschwierigkeiten in Verbindung gebracht, wie zum Beispiel mit Problemen beim Lesen, Auswendiglernen und Verstehen.

Denkmütze aus Brain–Gym®

Ziehen Sie die eingerollten Ränder der Ohren sanft rundherum nach außen. Machen Sie die Denkmütze, um besser zu hören und zu verstehen, was gesagt wird.

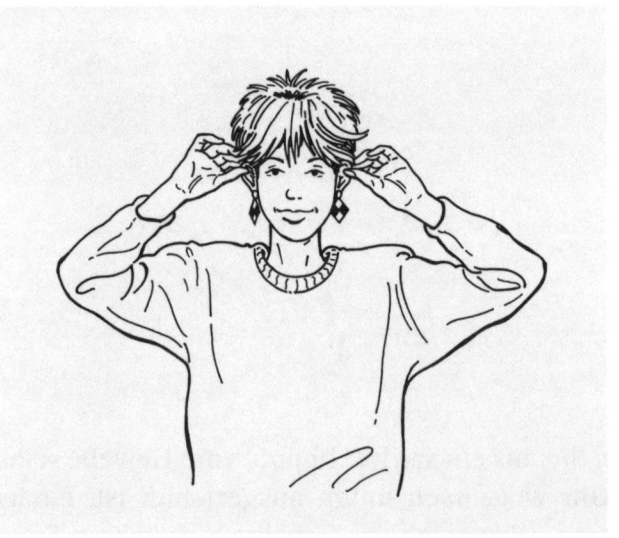

Illustration: Haralds Klavinius

Das Ohrengleiten

Halten Sie den hinteren Teil der Ohren, und ziehen Sie sanft (mit einem Druck, der fünf Gramm oder weniger entspricht), als ob Sie die Ohren nach hinten vom Kopf wegziehen könnten. Wenn Sie Widerstand spüren, halten Sie inne, und warten Sie auf Entspannung. Tun Sie das, bis es sich anfühlt, als ob das Ohr leicht nach hinten und nach außen gleitet. Das ist gut für Ihre Fähigkeit zu lesen, zu hören und zu verstehen *(Abb. unten links)*.

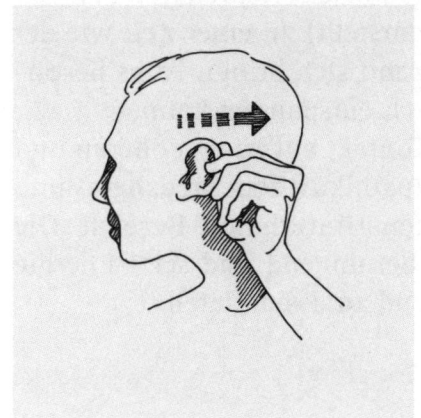 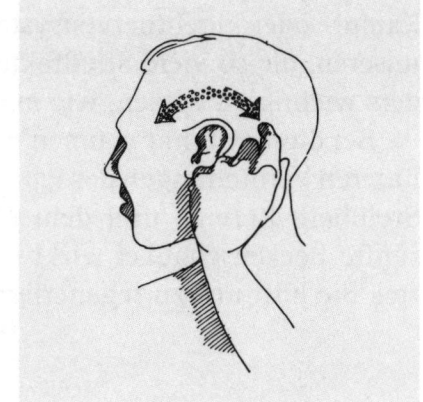

Schläfenklopfen

Diese Technik wird in der Kinesiologie benutzt, um eine Affirmation oder Information leichter aufnehmen zu können. Klopfen Sie mit den Fingerspitzen in einem Halbkreis über dem Ohr, um die Schläfenbeinbewegung zu befreien und damit eine leichtere Aufnahme zu ermöglichen. Wenn Sie wollen, fügen Sie eine oder zwei Affirmationen hinzu *(Abb. oben rechts)*.

In Kontakt bleiben

Sanfte Beckenschaukel

Die Kraniosakral-Therapie bewirkt unter anderem eine Aktivierung des parasympathischen Nervensystems. Einfach ausgedrückt: Sie verhilft uns zu tiefer Entspannung.

Das parasympathische Nervensystem bildet unser Ruhe- und Erholungssystem (während das sympathische Nervensystem unser Kampf- oder Fluchtnervensystem darstellt). In einer Zeit wie der unseren, die so viele Streßfaktoren mit sich bringt, ist es besonders wichtig zu wissen, wie man sich entspannen kann.

Bei dieser Übung nehmen wir Kontakt auf zu den oberen und unteren Verbindungen des Parasympathikus, dem Kreuzbein- und Steißbein-Bereich und dem Nacken-Hinterhaupt-Bereich. Die sanfte Beckenschaukel wirkt sehr beruhigend und setzt Energie frei. Sie hilft uns zu regenerieren und zu assimilieren.

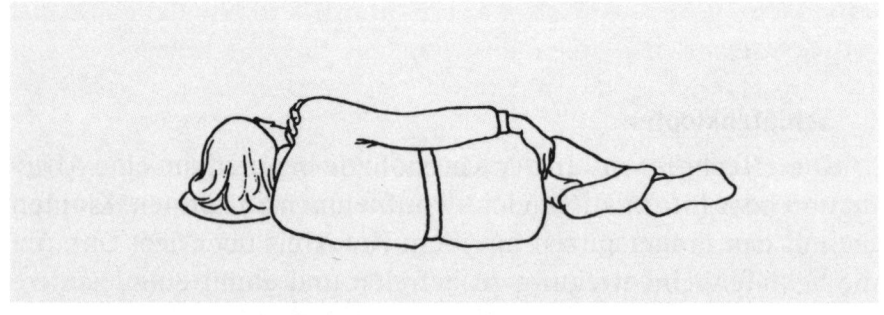

Legen Sie sich zusammengerollt auf die linken Seite. Legen Sie Ihre rechte Hand auf die rechte Hüfte, so daß die Fingerspitzen zum Steißbein ausgerichtet sind. Mit der linken Hand umfassen Sie Ihren Nacken. Schaukeln Sie sanft. Wenn Sie sich in der richtigen Stellung befinden, schaukelt Ihr Körper leicht vor und zurück und bewegt dabei sanft und fast mühelos das obere Bein. Bleiben Sie einige Minuten oder länger in dieser Schaukelbewegung. Ruhen Sie sich danach etwas aus.

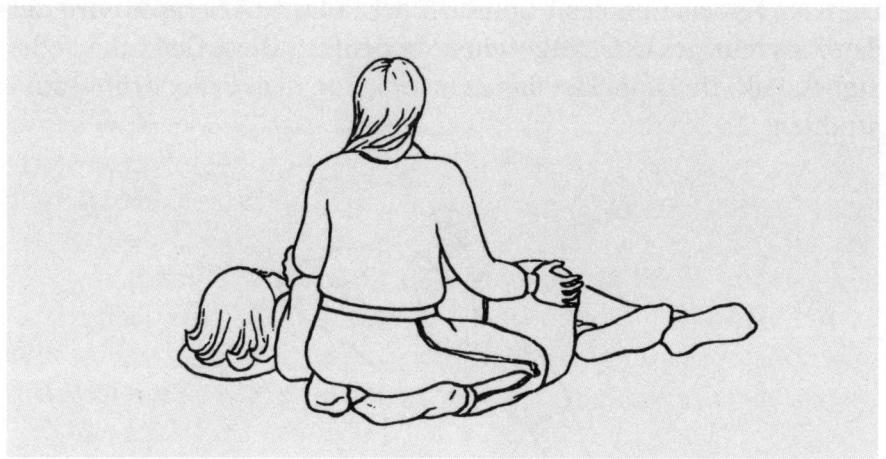

Manchmal ist es auch schön, jemandem eine sanfte Beckenschaukel zu geben oder selbst zu erhalten. Die empfangende Person soll sich leicht zusammengerollt auf die linke Seite legen. Legen Sie Ihre Hände auf die rechte Hüfte und den Nacken-Schulter-Bereich der Person. Benutzen Sie deren Hüfte und Schulter zum Wiegen. Nachdem sie eine Weile so von Ihnen geschaukelt wurde, bewegen Sie Ihre linke Hand zur Schädelbasis und die rechte Hand zum Sakrum und dem unteren Ende des Rückens. Verharren Sie in dieser Position 30 Sekunden oder länger, ohne zu schaukeln.

Variation: Wenn es Ihnen leichtfällt, den kranialen Rhythmus zu erspüren, warten Sie, bis Sie das vertikale Wiegen in Längsrichtung des Körpers wahrnehmen. Folgen Sie wiegend dieser Bewegung, um den kranialen Rhythmus am Ende jeder Zyklusphase anzuregen.

Die Nabelschaukel („Wackelpeter")

Diese Übung wirkt sich hervorragend auf die Nahrungsaufnahme und die Verdauung aus, sowohl mental als auch physisch.

Die Nabelschaukel verbindet und balanciert die feurigen Zentren des Nabels und des Kopfes. In der Polarity-Therapie wird der Kopf als feuriges Oval angesehen, in dem der Geist Gedanken entstehen läßt. Der Nabel ist das Zentrum, von dem Feuerströme ausstrahlen.

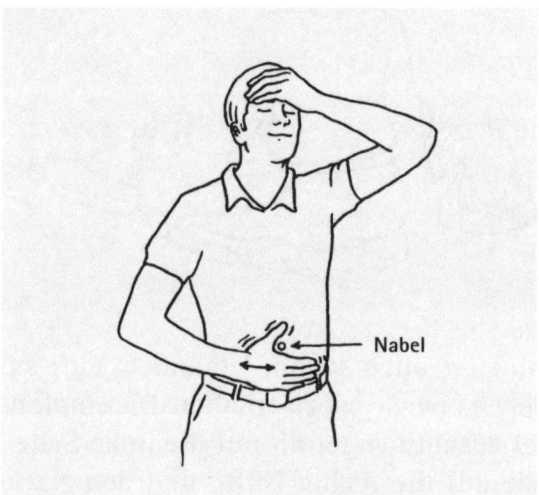

Bei dieser Übung legen Sie Ihre rechte Hand sanft über den Bauchnabel und die linke Hand auf die Stirn. Stimulieren Sie den Bauchnabel mit der rechten Hand in einem leichten und sanften Rhythmus. Nachdem Sie das etwa eine Minute lang gemacht haben, halten Sie inne. Vielleicht spüren Sie ein Kribbeln, Energiebewegungen und Entspannung des Gewebes.

Gehirn–Körper–Verbindungen

Es gibt viele Techniken, die unterschied-
liche Partien des Schädels berühren und
mit anderen Körperteilen verbinden.

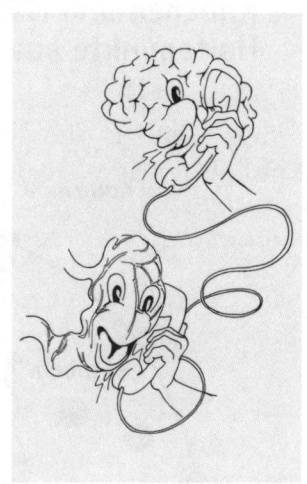

In der Polarity-Therapie werden die
Hände als natürliche Energiespender be-
trachtet. Die rechte Hand hat positive, die
linke Hand negative Polarität. Wenn nun
beide Hände den Körper berühren, wirkt
das wie das Starthilfekabel für die Auto-
batterie. Die polarisierte Berührung baut
ein Energiefeld auf, das der Körper auf
jede beliebige Weise nutzen kann, um
seine Balance wiederherzustellen.

In verschiedenen Systemen der Kinesiologie verwenden wir
neurovaskuläre Haltepunkte am Schädel, um die Durchblutung
der verschiedenen Organe und Muskeln zu balancieren. Die Posi-
tiven Punkte aus dem *Brain-Gym* ® und die ESR–Haltepunkte aus
dem *Touch for Health* sind die am häufigsten gebrauchten.

Halten Sie sanft zwei symmetrische Bereiche auf beiden Seiten
des Schädels, und warten Sie, bis Sie ein gleichmäßiges Pulsieren
unter Ihren Fingern spüren.

In seiner Arbeit über viscerale Manipulation hält es Jean Pierre
Barral für wichtig, daß, nachdem mit irgendeinem Organ gearbeitet wurde, dieses mit dem Gehirn verbunden wird. Er tut das,
indem er den Organbereich und den dazugehörenden Bereich am
Schädel berührt. Diese hält er dann ganz sanft.

Berühren Sie sanft einen Organbereich am Körper, und lassen
Sie dann die andere Hand intuitiv einen dazugehörenden Bereich
am Kopf aufsuchen. Warten Sie so lange, bis Sie das Gefühl haben,
daß eine gute energetische Verbindung entstanden ist.

Knochen und Nähte des Schädels und neurovaskuläre Haltepunkte aus dem »Touch for Health«

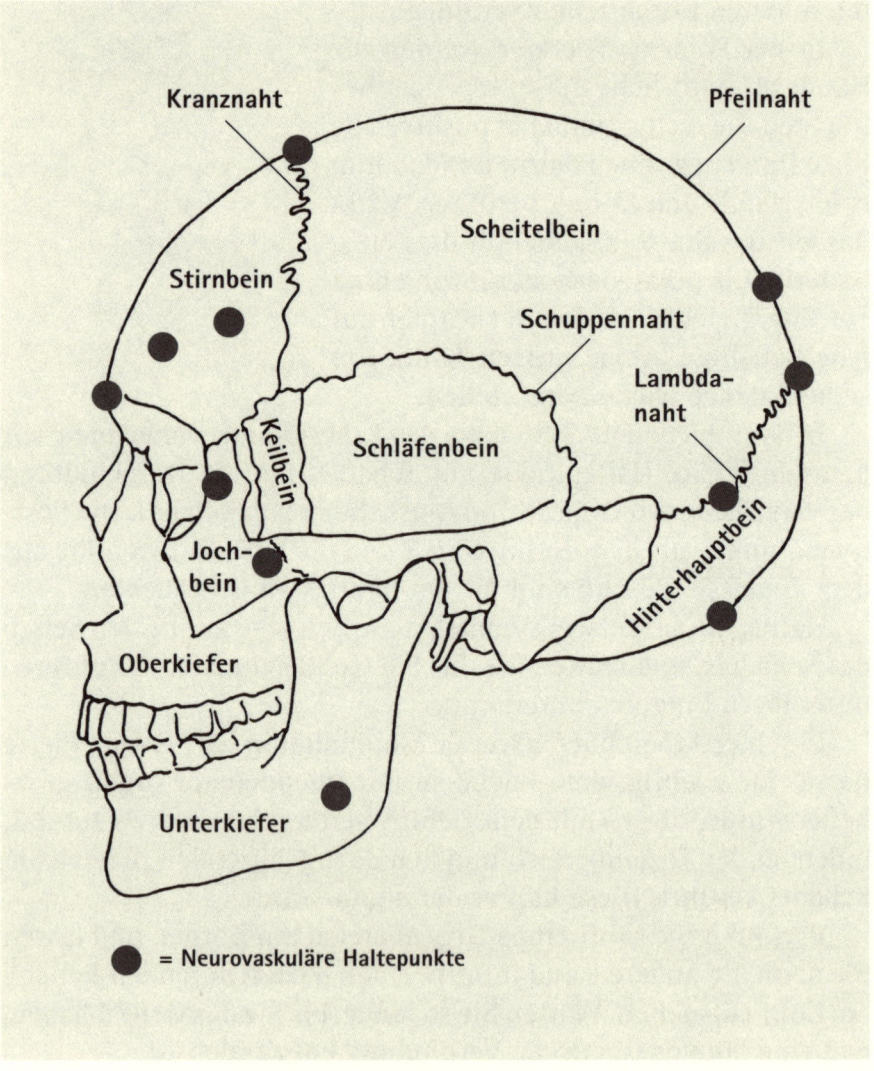

Literaturverzeichnis

Chitty, John und Muller, Mary Louise: *Einfach mehr Energie,*
  Verlag für Angewandte Kinesiologie GmbH, Freiburg 1994;
Dennison, Paul und Gail: *Brain-Gym®,* Verlag für Angewandte Kinesiologie GmbH,
  Freiburg, 7., neu illustr. und überarb. Auflage 1996;
Dennison, Paul und Gail: *Brain-Gym® Lehrerhandbuch,* Verlag für Angewandte
  Kinesiologie GmbH, Freiburg, 7., neu illustr. und überarb. Auflage 1995;
Siegel, Alan: *Fließende Kräfte.* Durch Polarität zu dynamischem Gleichgewicht,
  Verlag für Angewandte Kinesiologie GmbH, Freiburg 1993;
Sills, Franklyn: *The Polarity Process,* Element Books Limited,
  Longmead, Shaftesbury, Dorset, England, 1989;
Stokes, Gordon und Whiteside, Daniel: *One Brain,* Verlag für Angewandte
  Kinesiologie GmbH, Freiburg, 5., überarb. u. neu illustr. Aufl. 1997;
Stone, Randolph: *Polarity Therapy,* CRCS Publication, Sebastopol, CA., 1986;
Thie, John: *Gesund durch Berühren,* Hugendubel (Irisiana), München 1995;
Upledger, John E. und Vredevoogd, Jon: *Craniosacral Therapy,*
  Eastland Press, Seattle, WA, USA, 1983;
  deutsch: *Lehrbuch der Kraniosakral-Therapie,* Haug Verlag, Heidelberg 1991;
Upledger, John E.: *Your Inner Physician and You,* UI Enterprises,
  Palm Beach Gardens, FL, USA, 1991.

Über die Autorin

Mary Louise Muller führt eine private Praxis in Murrieta, Kalifornien, USA, in der sie Kraniosakral-Therapie, Edu-Kinestetik® und Polarity-Therapie verbindet. Ihre privaten Sitzungen sind dafür bekannt, daß sie tiefe und lang anhaltende Veränderungen bewirken.

Muller schloß ihre Ausbildung in Kraniosakral-Therapie am *Upledger Institute* ab. Sie ist anerkannte Polarity-Anwenderin und wurde von der *American Polarity Therapy Association* für ihre Pionierarbeit auf diesem Gebiet gewürdigt. Sie ist Mitautorin des Buches *Energy Exercises,* das auf den Selbsthilfetechniken der Polarity-Therapie aufgebaut ist. Die deutsche Erstausgabe ist unter dem Titel *Einfach mehr Energie* beim Verlag für Angewandte Kinesiologie GmbH, Freiburg, erschienen.

Ihre Arbeit mit Lernfähigkeiten basiert auf ihrer Ausbildung zum *Brain -Gym®*-Instructor und *Three In One*-Facilitator. Sie hat ihre eigene Methode in kranialer Integration entwickelt, die Erkenntisse aus der Kraniosakral-Therapie, Angewandten Kinesiologie und Polarity-Therapie verbindet.

Muller lehrt und schreibt auf eine Weise, die ihre Studenten befähigt, Zugang zu ihrer inneren kreativen Selbstheilungsintelligenz zu bekommem.

John Chitty, Mary L. Muller:
Einfach mehr Energie
Wie Sie jederzeit aus Ihrer inneren Quelle schöpfen können

Energie ist der Schlüssel zur Gesundheit. Uns allen ist die ursprüngliche Lebensenergie gegeben. Wenn wir ihr erlauben, frei zu fließen, fühlen wir uns wohl, gesund und in Einklang mit uns selbst. Aus östlicher und westlicher Heilkunst, aus Polarity, Kinesiologie und Kraniotherapie haben die Autoren die besten Energieübungen zur Selbstanwendung ausgewählt: Einfache Körperhaltungen und Bewegungsfolgen, die Streß abbauen und das Lebensgefühl steigern. Sie sind leicht zu lernen, für jedes Alter geeignet und erfordern nur wenig Zeit und Anstrengung.

1994, 158 Seiten, 103 Abb., Paperback (21 x 29,2 cm), 39,80 DM/39,80 sFR./311,– öS ISBN 3-924077-37-1

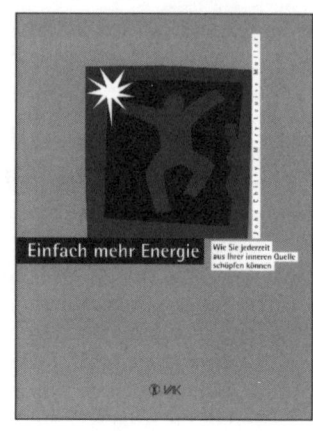

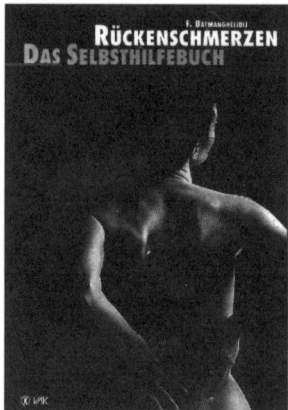

F. Batmanghelidj:
Rückenschmerzen und Arthritis
Das Selbsthilfebuch

In diesem neuen Buch des Autors von *Wasser – die gesunde Lösung* werden Rückenschmerzen und Arthritis als Indikatoren lokaler chronischer Austrocknung erklärt. Wasser wird in seiner Bedeutung für die Stabilität der Wirbelsäule erläutert. Zur Entlastung der Wirbelsäule und zur Stärkung der Muskulatur wird zudem ein Bewegungsübungsprogramm vorgestellt.

Eine lehrreiche Darstellung für alle Betroffenen, die eine Anregung zur Prävention und zur Pflege suchen.

1998, ca. 160 Seiten, zahlreiche Fotos und Abbildungen, Paperback (15 x 21,5 cm), ca. 28,– DM/26,– sFr/204,– öS, ISBN 3-932098-23-4

*Das **IAK Institut für Angewandte Kinesiologie GmbH, Freiburg,** veranstaltet laufend Kurse in Touch For Health (Gesund durch Berühren), in Edu-Kinestetik, in Entwicklungskinesiologie und in vielen anderen Bereichen der Angewandten Kinesiologie. Dank enger persönlicher Kontakte zu den Pionieren der AK ist das Institut in der Lage, ständig die neuesten Entwicklungen auf diesem Gebiet zu präsentieren.*

Außerdem fördert das Institut die Verbreitung der Angewandten Kinesiologie im deutschsprachigen Raum durch Literaturempfehlungen und Adressenvermittlung.

Wer an der Arbeit des Instituts interessiert ist, kann kostenlose Unterlagen anfordern bei (bitte mit 3,– DM frankierten Rückumschlag beilegen):

IAK Institut für Angewandte Kinesiologie GmbH, Freiburg
Eschbachstraße 5, D-79199 Kirchzarten, Telefon 076 61-98 71 0, Telefax 076 61-98 71 49